44 Tipps gegen Blähungen

Aus der Reihe:

Das Wichtigste in Kürze

Volkskrankheiten
und ihre Ursachen
verstehen und behandeln

Dr. med. Thomas Tannenberger

IMPRESSUM

44 Tipps gegen Blähungen
Aus der Reihe:
Das Wichtigste in Kürze (2) –
Volkskrankheiten und ihre Ursachen
verstehen und behandeln

2018© Dr. med. Thomas Tannenberger
Alle Rechte vorbehalten

Autor: Dr. med. Thomas Tannenberger
Lektorat: Dr. med. Susanne Tannenberger,
Wilhelm Tannenberger

ISBN-13: 978-1985748262
ISBN-10: 1985748266

„Die Grundlage allen Glücks ist die Gesundheit."
Leigh Hunt

„ Unsere Gesundheit ist der größte Reichtum."
Ralph Waldo Emerson

„Der wahre Reichtum ist die Gesundheit."
Mahatma Ghandi

Einleitung

Nur in einer Minderzahl der Fälle sind Blähungen das Symptom einer Krankheit. Der Abgang von Darmgasen ist vielmehr ganz natürlich und harmlos, denn bei der Verdauung von Nahrung entstehen im Dünn- und Dickdarm Faulgase. Doch auch wenn Blähungen in aller Regel normal sind, so verursachen sie dennoch bei vielen Menschen aufgrund der oft peinlichen Geräuschentwicklung und des unangenehmen Geruchs einen zum Teil erheblichen Leidensdruck. Bei jedem Menschen entstehen im Magen-Darm-Trakt während der Verdauung verschiedener Nahrungsbestandteile Faulgase. Vor allem im Dickdarm kommt es zur Produktion von 0,5 und 1,5 Liter unterschiedlicher, oft Schwefel-haltiger harmloser Darmgase pro Tag. Hierfür verantwortlich sind die vielen unterschiedlichen Darmbakterien, die im Dickdarm zu Milliarden vorkommen. Sie verstoffwechseln den Nahrungsbrei, der aus dem Dünndarm in den Dickdarm gelangt. Die dabei entstehenden Darm- bzw. Verdauungsgase werden zum Teil von der Darmwand resorbiert, gelangen mit dem Blutstrom zur Lunge und werden abgeatmet. Die restlichen Faulgase (u.a. Methan, Wasserstoff, Stickstoff, Ammoniak, Schwefel-wasserstoff und Kohlenstoffdioxid) verlassen den Dickdarm über den Anus. Störende Geräusche entstehen, wenn die Analöffnung durch die austretenden Gase vibriert.

Ein wenig Luft im Darm zu haben und diese über den After entweichen zu lassen, ist demnach kein krankhaftes Geschehen, sondern, auch wenn es unangenehm riechen kann, im Gegenteil normal.

Selbst eine stärkere Gasbildung im Darm ist in den allermeisten Fällen nicht der Ausdruck eines krankhaften Geschehens, sondern beruht in der Regel vielmehr auf falschen Ernährungs- und Lebensgewohnheiten, die jeder Betroffene selbst schnell und dauerhaft verändern kann.

Nur falls es zu schmerzhaften Blähungen kommt, die Beschwerden zunehmen und noch andere Symptome im Magen-Darm-Bereich oder in benachbarten Körperregionen dazukommen, sollte ein Arzt aufgesucht werden.

Wie man der Entstehung zu großer Mengen übelriechender Darmgase im Magen-Darm-Trakt einfach und effektiv vorbeugen kann, um peinliche Blähungen zu vermeiden, erfahren sie in diesem Buch – das Wichtigste zum Thema Gesundheit und Prävention von Volkskrankheiten in Kürze!

Tipp 1

Vorsicht mit Ballaststoffen

Ballaststoffe sind für den Menschen unverdauliche, pflanzliche Zuckermoleküle, die in Getreide, Obst und Gemüse enthalten sind; zwar sind sie gesund, leider können sie aber zu vermehrten Blähungen führen.

Die unverdaulichen pflanzlichen Zuckermoleküle werden von Bakterien im Dickdarm verdaut, dabei entstehen verschiedene Gase (z.B. Methan), die zu Blähungen führen.

Wer unter Blähungen leidet, muss nicht generell auf Ballaststoffe verzichten (empfohlene Zielmenge: 30 g pro Erwachsenem pro Tag), stark blähende Lebensmittel sollten aber gemieden werden.

Tipp 2

Achtung bei Hülsenfrüchten

Vermeiden Sie stark blähende Lebensmittel.

Dazu gehören vor allem Hülsenfrüchte wie Erbsen, Linsen und Bohnen.

Die Hülsenfrüchte, wie auch viele andere blähende Lebensmittel, enthalten unverdauliche Ballaststoffe; diese sind zwar gesund, können aber andererseits starke Blähungen verursachen.

Die unverdaulichen Anteile der Hülsenfrüchte gelangen aus dem Dünndarm in den Dickdarm, wo sie von Darmbakterien verstoffwechselt werden.

Bei der Verdauung durch die Darmbakterien entstehen Faulgase wie Kohlenstoffdioxid oder schwefelhaltige Gasverbindungen, die sehr unangenehm riechen können.

Tipp 3

Hülsenfrüchte lange kochen

Wer trotzdem nicht auf Hülsenfrüchte wie Erbsen, Bohnen oder Linsen verzichten möchte, kann bei richtiger Zubereitung der Speisen Blähungen reduzieren.

Werden Hülsenfrüchte vor dem Kochen 12 Stunden lang eingeweicht, entstehen weniger Gase bei der Verdauung im Darm.

Auch langes Kochen vor dem Verzehr kann die Entstehung von Darmgasen reduzieren und so übermäßigen Blähungen vorbeugen.

Tipp 4

Vorsicht mit Vollkornprodukten

Bei der Umstellung der Ernährung auf Vollkornprodukte kann es zu starken Blähungen kommen.

Vollkornprodukte enthalten viele unverdauliche Ballaststoffe, die zwar gesund sind, aber auch von Darmbakterien verdaut werden; dabei entstehen große Mengen an Darmgasen.

Wer also seine Ernährungsweise ballaststoffreicher gestalten will, sollte die Umstellung der Essgewohnheiten nicht zu schnell vollziehen; der Darm benötigt seine Zeit, um sich an das veränderte Nahrungsangebot zu gewöhnen, dann treten mit der Zeit auch weniger Blähungen auf.

Tipp 5

Nicht zu viel Kohl

Auch Kohl wird von Darmbakterien verdaut, wobei große Mengen an Darmgasen entstehen können.

Wer unter starken Blähungen leidet, sollte daher möglichst auf verschiedene Kohlsorten wie z.B. Grünkohl, Weißkohl, Rosenkohl und Rotkohl verzichten.

Tipp 6

__Vorsicht bei Zwiebeln__

Auch Zwiebeln werden gerne von Darmbakterien verdaut, weshalb große Mengen an Darmgasen entstehen können.

Wer unter starken Blähungen leidet, sollte daher möglichst wenig Zwiebeln essen oder sogar ganz auf sie verzichten.

Tipp 7

Achtung bei Artischocken

Zu den blähenden Lebensmitteln gehören auch die Artischocken.

Nach ihrem Verzehr können große Mengen an Darmgasen durch die bakterielle Verdauung entstehen und zu starken Blähungen führen.

Tipp 8

<u>Vorsicht bei Lauch</u>

Zu den blähenden Lebensmitteln gehört ebenfalls das Lauch.

Auch nach seinem Verzehr können große Mengen Darmgase durch die bakterielle Verdauung entstehen und zu starken Blähungen führen.

Tipp 9

Achtung bei Schwarzwurzeln

Auch Schwarzwurzeln gehören zu den blähenden Lebensmitteln.

Nach ihrem Verzehr können große Mengen Darmgase durch die bakterielle Verdauung entstehen und zu starken Blähungen führen.

Deshalb sollten Schwarzwurzeln als Nahrungsbestandteil bei störenden Blähungen nach Möglichkeit vermieden werden.

Tipp 10

Vorsichtig mit Sellerie

Auch Sellerie gehört zu den blähenden Lebensmitteln.

Um die Produktion von Darmgasen in Folge der Verdauung von Sellerie durch die Darmbakterien zu vermeiden, sollte daher weitgehend auf Sellerie verzichtet werden.

Tipp 11

Achtung bei Sauerkraut

Das Gleiche gilt für Sauerkraut; es gehört ebenfalls zu den blähenden Lebensmitteln.

Tipp 12

Nicht zu viel Spargel

Auch Spargel gehört zu den blähenden Lebensmitteln.

Wer unter starken und unangenehmen Blähungen leidet, sollte nicht zu oft und nicht zu viel Spargel essen oder sogar ganz darauf verzichten.

Tipp 13

Nicht zu viele Nüsse

Auch Nüsse können zu Blähungen führen, wenn sie in großer Anzahl gegessen werden.

Tipp 14

Nicht zu oft Rosinen

Das Gleiche gilt für Rosinen.

Auch sie können zu Blähungen führen, wenn sie in zu großer Menge genossen werden.

Tipp 15

Vorsicht bei Dörrobst

Das gilt auch für Dörrobst wie z.B. getrocknete Aprikosen, Feigen oder Backpflaumen und Datteln.

Auch diese Nahrungsmittel können bei regelmäßigem oder übermäßigem Verzehr zu starken Blähungen führen.

Tipp 16

Achtung bei Bananen

Auch Bananen, reif oder in getrockneter Form in Müsli-Mischungen, können starke und unangenehme Blähungen verursachen.

Tipp 17

Vorsicht bei Müsli

Müsli bzw. Müsli-Mischungen können starke Blähungen verursachen, da sie oft auch Nüsse, Rosinen, Mandeln oder getrocknete Früchte wie Aprikosen oder Bananen enthalten.

Wer unter störenden Blähungen leidet, sollte hier also vorsichtig sein.

Tipp 18

Vorsicht bei (Vollkorn)Brot

Brot enthält zum Teil viele unverdauliche Ballaststoffe, die zur Entwicklung von Darmgasen führen können. Das gilt vor allem für Vollkornbrot.

Wer unter unangenehmen Blähungen leidet, sollte auch zurückhaltend beim Verzehr von Knäckebrot sein.

Auch sehr frisches Brot kann zu Blähungen führen.

Tipp 19

__Wenig Süßspeisen__

Sehr süße Speisen oder Nahrungsmittel können ebenfalls Blähungen verursachen.

Das gilt vor allem für Schokolade, Kuchen oder zuckriges Gebäck.

Tipp 20

__Nicht zu fettig essen__

Fettige Nahrungsmittel können Blähungen auslösen.

Menschen, die unter starken Blähungen leiden, sollten daher vor allem bei in Fett gebackenen Lebensmitteln (z.B. Pommes frites) vorsichtig sein.

Generell sollten keine fettreichen üppigen Mahlzeiten eingenommen werden, wenn Blähungen vermieden werden sollen.

Tipp 21

Kein unreifes Obst

Unreifes Obst kann starke Blähungen auslösen und sollte daher gemieden werden.

Tipp 22

Vorsicht bei Wassermelonen

Auch Wassermelone kann unangenehme Blähungen verursachen, daher ist hier Vorsicht geboten.

Tipp 23

Vorsicht bei eiskalten Speisen

Manche Menschen vertragen keine eiskalten Lebensmittel oder Erfrischungsgetränke, weil sie nach deren Genuss zu Blähungen neigen.

Vorsicht ist deshalb bei Eiswürfeln geboten, die gerne im Sommer verschiedenen Getränken hinzugefügt werden; gleiches gilt für Speiseeis.

Auch in Fast-Food-Restaurants sind in stark zuckerhaltigen Getränken oft Eiswürfel enthalten; zusammen mit fettreichen Hamburgern und Pommes frites führen sie oft zu starken Blähungen.

Tipp 24

Keine Süßstoffe oder Zucker-Ersatzmittel

Zucker-Ersatzmittel sind vor allem Sorbit, Synlit und Fruktose.

Auch sie können, besonders wenn sie in größeren Mengen und regelmäßig mit der Nahrung aufgenommen werden, zu starken Blähungen führen, da sie unverdaut in den Dickdarm gelangen und dort von den Darmbakterien verdaut werden.

Außerdem haben sehr viele Menschen, meist ohne es zu wissen, eine Nahrungsmittelunverträglich gegen Zucker-Ersatzmittel wie Sorbit, Synlit und Fruktose; die Patienten leiden oft schon bei kleinen Mengen unter starken Blähungen und anderen Bauchbeschwerden (Reizdarm).

Sorbit, Synlit und Fruktose sind sehr oft in „Light"-, „Zero"- oder „Diät"-Produkten; wer unter Blähungen leidet, sollte um diese Nahrungsmittel also einen Bogen machen. Generell sollte man alle Limonaden, Sprite, Cola, Mezzo-Mix und Fruchtschorlen sowie stark Kohlensäure-haltiges Mineralwasser besser meiden – sowohl wegen der Kohlensäure als auch aufgrund der enthaltenen Süßstoffe.

Sorbit befindet sich zusätzlich in vielen zuckerfreien Kaugummis, Gummibärchen und Lutsch-pastillen sowie Fertignahrungsmitteln; sogar Obst- und Trockenobstsorten und Fruchtsäfte können Sorbit enthalten; hier also genau informieren, was man kauft bzw. trinkt.

Xylit befindet sich in vielen Zahn-pflegekaugummis, Zahnpasten oder Zahnpastillen; auch als Süßmittel in der Küche findet es Verwendung.

Tipp 25

Keine Fertig-Nahrungsmittel

Fertig-Nahrungsmittel enthalten in der Regel größere Mengen an Sorbit, Synlit und Fruktose.

Wer also unter unangenehmen Blähungen leidet, sollte deshalb Fertignahrungsmittel meiden und möglichst frisch zubereitete Speisen zu sich nehmen.

Tipp 26

Langsam essen

Wenn beim Essen Luft verschluckt wird, kann diese über die Speiseröhre in den Magen und von dort aus in den Dünn- und Dickdarm gelangen.

Verschluckte Luft kann also zu Blähungen führen.

Wer schnell und hastig isst, verschluckt in der Regel viel Luft; beim langsamen Essen dagegen wird weniger Luft verschluckt, so dass schlussendlich auch weniger Blähungen entstehen.

Tipp 27

Gründlich und oft kauen

Wer vor dem Schlucken gründlich und oft kaut (mindestens 20, besser 30 Mal), isst deutlich langsamer.

Auf diese Weise wird die beim Essen verschluckte Menge Luft minimiert und weniger Blähungen sind die Folge.

Tipp 28

__Beim Essen wenig sprechen__

Wer beim Essen viel und schnell spricht, der verschluckt oft mehr Luft als jemand, der beim Essen eher still ist.

Wer unter starken und störenden Blähungen leidet, sollte sich also auf das langsame Essen und das gründliche Kauen konzentrieren, anstatt bei Tisch viel zu erzählen oder beim Essen sogar zu telefonieren.

Tipp 29

Lieber 5 kleine als 3 große Mahlzeiten pro Tag

Darmgase entstehen, wenn unverdaute Nahrung aus dem Dünndarm in den Dickdarm gelangt; die Darmbakterien im Dickdarm verstoffwechseln die Nahrung weiter, dabei entstehen verschiedenste Darmgase, die dann Blähungen verursachen können.

Darmgase entstehen auch dann, wenn große Mengen an Kohlenhydraten, Eiweiß oder größere Mengen an Fett und Cholesterin im Dünndarm auftauchen. Je größer die beim Essen aufgenommene Nahrungsmenge, desto eher ist der Dünndarm mit der Verdauung überfordert, so dass unverdaute Nahrung in den Dickdarm gelangt. Dort wird sie dann von den Darmbakterien verdaut, wobei die übelriechenden Darmgase entstehen.

Große Mahlzeiten sollten also, soweit es geht, vermieden werden; 5 kleine Mahlzeiten über den Tag verteilt sind besser als 3 große.

Tipp 30

Ausreichend trinken

Bei Verstopfungen wird der Darminhalt nur noch langsam weiter transportiert; die Darmbakterien haben deshalb mehr Zeit, den Speisebrei zu Darmgasen umzuwandeln.

Eine ausreichende Trinkmenge (2 bis 3 Liter pro Tag) durchmischt die Nahrung im Magen-Darm-Trakt, macht sie flüssiger und erleichtert so den Weitertransport.

So wird Verstopfungen und unangenehmen Blähungen vorgebeugt.

Tipp 31

Keine Getränke mit Kohlensäure

Kohlensäure-haltige Getränke geben auch noch im Magen-Darm-Trakt die Kohlensäure in Form von Gas ab.

Sprudel, Cola, Fanta und Sprite aber auch Fruchtschorlen führen daher sehr oft zu störenden und starken Blähungen und sollten entsprechend gemieden werden.

Auch in Bier ist sehr viel Kohlensäure enthalten, hier sollte man also besonders vorsichtig sein.

Tipp 32

Wenig Kaffee

Auch ein übermäßiger Kaffeekonsum kann zu starken Blähungen führen.

Daher sollten bei Blähungen maximal 2 Tassen Kaffee pro Tag getrunken werden, bei starken Blähungen sollte Kaffee nicht täglich oder sogar überhaupt nicht getrunken werden.

Tipp 33

Wenig Alkohol

Wie der Kaffee kann auch Alkohol zu Blähungen führen.

Je nach Stärke der Beschwerden sollte Alkohol nur in kleinen Mengen, nicht täglich oder sogar gar nicht konsumiert werden.

Tipp 34

Viel Bewegung

Je zügiger die Verdauung, d.h. je kürzer sich die Nahrung im Darm befindet, desto weniger Zeit haben die Darmbakterien, um die Nahrungsreste in Darmgase umzuwandeln.

Für einen zügigen Transport der Nahrung durch den Dünn- und Dickdarm ist die Muskulatur in der Darmwand verantwortlich.

Die Bewegung der Muskulatur an Rumpf, Armen und Beinen regt auch die Muskulatur der Darmwand an; regelmäßige körperliche Aktivität wie z.B. Sport fördert also die Verdauung und beugt so Blähungen vor.

Tipp 35

Verdauungsspaziergang

Ein sinnvolles Beispiel für regelmäßige körperliche Aktivität ist der Verdauungsspaziergang nach dem Essen.

Die Bewegung der Beinmuskulatur regt die Muskulatur in den Wänden des Dünn- und Dickdarms an; dadurch wird die Nahrung schneller weiter befördert.

Durch den zügigen Transport der Nahrung haben die Darmbakterien weniger Zeit, die Nahrungsreste zu Darmgasen umzuwandeln; in der Folge leiden die Spaziergänger weniger unter Blähungen.

Durch die vermehrte Atemarbeit bei der körperlichen Bewegung massiert das Zwerchfell bei seiner Verlagerung in die Bauchhöhle hinein den Darm; auch durch die Darmmassage des

Zwerchfells wird die Aktivität der Darmmuskulatur gesteigert.

Tipp 36

Wärmeflasche

Bei Verstopfungen und gerade wenn es aufgrund der Lufteinschlüsse durch eine vermehrte Darmgasproduktion zu schmerzhaften Bauchkrämpfen kommt, kann die einfache Anwendung eine Wärmeflasche hilfreich sein.

Sie sollte abends im Bett oder auch tagsüber nach dem Essen auf dem Sofa auf die Bauchdecke gelegt werden; die Wärme entspannt die Darmmuskulatur und lindert den Schmerz auf natürliche Weise.

Tipp 37

Bauchmassagen

Bei Verstopfungen oder zur Vorbeugung von Verstopfungen und bei starken Blähungen kann auch eine Bauchmassage weiterhelfen.

Der Bauch sollte langsam im Uhrzeigersinn (aus der Sicht von jemanden, der von vorne auf den Bauch guckt) massiert werden; in dieser Richtung bewegt sich die Nahrung durch den Dickdarm.

Durch den sanften Druck der Massage können Verstopfungen gelöst werden, und der Weitertransport des Nahrungsbreis sowie der Darmgase wird unterstützt.

Tipp 38

Nicht rauchen

Bei der Inhalation (Zigarette, E-Zigarette, Shisha) aber auch beim Paffen (Zigarillo, Zigarre, Pfeife) von Rauch und Dampf wird meistens auch Luft verschluckt.

Die Luft gelangt in den Darm, wo sie dann unangenehme Blähungen auslösen kann.

Tipp 39

Stress vermeiden

Ärger, Stress, Belastungen und Konflikte im beruflichen oder familiären Umfeld können ebenfalls Blähungen verursachen.

Wer gestresst ist, isst hastiger und redet schneller, raucht mehr und trinkt mehr Kaffee und Alkohol; in der Folge wird mehr Luft verschluckt, die dann zu Blähungen führt.

Bei Stress ist auch die Aktivität der Darmmuskulatur beeinträchtig.

Tipp 40

Nebenwirkungen von Medikamenten beachten

Viele Medikamente können als Nebenwirkung auch Blähungen verursachen.

Hierzu gehören z.B.:

Penicillin-haltige Antibiotika
Schmerztabletten (Diclofenac)
Blutzuckersenker (Metformin, Miglitol, Acerbose)
Abführmittel (Laktulose)

Wer unter Blähungen leidet, sollte deshalb seine Medikamente mit seinem behandelnden Arzt besprechen und sich beim Kauf in der Apotheke gut beraten lassen.

Tipp 41

Vorsicht mit Abführmitteln

Neben Laktulose können auch andere Abführmittel, besonders bei regelmäßiger Anwendung, chronische Blähungen verursachen.

Abführmittel beeinflussen die für die Verdauung wichtige Darmschleimhaut, verändern die Flora der Darmbakterien und beeinträchtigen die Darmmuskulatur, was oft starke Blähungen zur Folge hat.

Im schlimmsten Fall kann bei einem fortgesetzten Missbrauch von Abführmitteln paradoxerweise sogar eine chronische Verstopfung die Folge sein, was ebenfalls unangenehme Blähungen verursachen kann.

Tipp 42

Carminativa (Anis, Kümmel, Majoran, und Koriander) zum Würzen verwenden

Carminative, auch Entschäumer genannt, sind verdauungsfördernde Gewürze, die beim Kochen verwendet werden können.

Carminativa helfen zwar nicht direkt, das Auftreten von Blähungen zu vermeiden; sie lösen jedoch hartnäckige schmerzhafte Ansammlungen von Darmgasen und lindern so die Bauchbeschwerden.

Zu den Carminativa gehören Anis, Kümmel, Majoran, und Koriander.

Tipp 43

Pfefferminz, Salbei, Gelbwurzel, Fenchel und Kamille

Auch Pfefferminz und die Gelbwurzel (Kukurma) sowie Fenchel, Kamille und Salbei sind bewährte Hausmittel gegen Blähungen und einen Versuch wert.

Tipp 44

Entschäumende Mittel einnehmen

Entschäumer sind Medikamente, welche die Gasbläschen im Dünn- und Dickdarm auflösen, so dass sie teilweise von der Darmschleimhaut absorbiert werden können und nicht mehr auf natürlichem Wege über den After ausgeschieden werden müssen.

Vertreter dieser Medikamenten-Klasse sind Simeticon und Dimeticon. Sie werden zu den Mahlzeiten und abends vor dem Schlafen gehen eingenommen.

Krankheiten, die mit Blähungen einhergehen können

Abgehende Darmgase können zwar sehr störend und peinlich sein, gesundheitsschädlich sind sie in der Regel jedoch nicht. In der Mehrzahl der Fälle ist der Abgang übelriechender Darmgase harmlos und nicht Ausdruck eines krankhaften Geschehens. Nur in einer Minderzahl der Fälle sind Blähungen das Symptom einer Krankheit. Zum Arzt gehen sollte, wer unter Blähungen leidet, die an Häufigkeit, Dauer und Intensität zunehmen oder plötzlich auftreten. Bei starken Schmerzen im Magen-Darm-Trakt empfiehlt sich ebenfalls das Aufsuchen eines Mediziners zur weiteren Abklärung. Das gilt insbesondere auch dann, wenn die Blähungen von anderen Symptomen begleitet werden. Zu nennen sind hier neben den bereits erwähnten krampfartigen Schmerzen im Bauch- oder Brustbereich Übelkeit, Erbrechen, Aufstoßen von Luft, Blutabgang aus dem Anus, Fieber und überhaupt veränderte Stuhlgewohnheiten (z.B. dünner, weicher, harter oder unregelmäßiger Stuhl sowie Änderungen der Stuhlhäufigkeit). Auch wenn die Patienten sich krank fühlen oder in den letzten Wochen und Monaten ungewollt Gewicht verloren haben, ist ein Arztbesuch unausweichlich.

In der Regel kommt es bei den im Folgenden genannten Erkrankungen neben Blähungen auch noch zu anderen Symptomen im Magen-Darm-Trakt (diese können aber auch fehlen). Treten neben Blähungen also noch anderweitige Symptome wie z.B. Bauchschmerzen oder Bauchkrämpfe, Durchfall, Übelkeit oder Erbrechen auf, ist es sinnvoll, zügig einen Arzt aufzusuchen und ihm die Beschwerden zu schildern.

Erkrankungen, die neben anderen Symptomen auch zu Blähungen führen können sind z. B.:

Reizdarm-Syndrom
Nahrungsmittelallergien
Laktose-Intoleranz
Milch-Eiweiß-Allergie
Histamin-Intoleranz (enthalten z.B. in Rotwein und Käse)
Fruktose-Intoleranz
Störungen der Darmflora (z.B. durch Antibiotika)
Glutenunverträglichkeit
Erkrankungen der Bauchspeicheldrüse (führt auch zur Fettunverträglichkeit)
Darmkrebs
Leberzirrhose

Pfortaderhochdruck
Verstopfung
Darmverschluss
Divertikulose
Divertikulitis
Morbus Crohn
Colitis ulzerosa
Chronische Magenschleimhautentzündungen
Gastroparese (Magenentleerungsstörungen)
Diabetes mellitus (verursacht Nervenschäden und behindert dadurch auch die Verdauung in Magen und Darm)
Krankheiten der Gallenwege
Herzschwäche

Übersicht über Nahrungsmittel, die oft zu Blähungen führen

Hülsenfrüchte wie Erbsen, Linsen und Bohnen
Vollkornprodukte
Grünkohl, Weißkohl, Rosenkohl und Rotkohl
Zwiebeln
Artischocken
Lauch
Schwarzwurzeln
Sellerie
Sauerkraut
Spargel
Rosinen
Dörrobst wie z.B. getrocknete Aprikosen, Feigen oder Backpflaumen.
Bananen
Müsli
Nüsse, Rosinen, Mandeln
Süßspeisen
sehr fettige und üppige Mahlzeiten
unreifes Obst
Wassermelonen
Süßstoffe oder Zucker-Ersatzmittel (Sorbit, Synlit und Fruktose)

Fertignahrungsmittel (Sorbit, Synlit und Fruktose)
Zigaretten, Pfeife, Zigarren, Zigarillo
Alkohol
Kaffee
Eis
Knäckebrot
Hühnereier
Milch (beim Vorliegen einer Laktose-Unverträglichkeit oder einer Milcheiweiß-Allergie)

Übersicht über Medikamente, die als Nebenwirkung auch Blähungen verursachen können

z.B.:
Penicillin-haltige Antibiotika
Schmerztabletten (Diclofenac)
Blutzuckersenker (Metformin, Miglitol, Acerbose)
Abführmittel (Laktulose)
Abnehmmittel (Orlistat)

Übersicht über Carminativa und andere Naturheilmittel, die bei chronischen Blähungen Linderung bringen können

Anis, Kümmel, Majoran, und Koriander

Pfefferminz
Gelbwurzel
Salbei
Olivenöl

Fenchel
Kamille
Myrrhe (mit Kamille und Kaffeekohle)

Wissenswertes rund um das Thema Blähungen

In den meisten Fällen sind Blähungen bei Erwachsenen harmlos, es sei denn, es treten zusätzliche Symptome wie z.B. Bauchschmerzen, Erbrechen, Übelkeit, Durchfall, Bauchkrämpfe, Fieber, Völlegefühl, Veränderung der Stuhlgewohnheiten. Auch bei hartnäckige, alleinigen Blähungen über einen längeren Zeitraum, plötzlich neu auftretende Blähungen, Blut im Stuhl, oder Gewichtsverlust auf. In diesen Fällen muss zügig ein Arzt aufgesucht werden.

In der Schwangerschaft können Blähungen normal sein. Progesteron, ein weibliches Geschlechtshormon, welches während der Schwangerschaft vermehrt gebildet wird, verlangsamt die Verdauung, weil es die Darmmuskulatur entspannt. Der Speisebrei benötigt so länger für die Darmpassage und die Darmbakterien haben mehr Zeit, aus den unverdauten Speiseresten Faulgase zu produzieren.

Übersicht über Nahrungsbestandteile, die hohe Mengen an unverdaulichen Ballaststoffen enthalten

Getreide (Hafer, Gerste, Weizen, Roggen, Kleie)
Reis
Mais
Dinkel
Grünkern
Gerstengraupen
Haferflocken
Weizengrieß
Obst(schalen), hier besonders Äpfel und Quitten
Gemüse
Hülsenfrüchte
Krustentiere
Pilze
Algen
Obstkerne
Trockenobst (Sultanien, Pflaumen, Feigen, Datteln, Wallnüsse, Erdnüsse, Cashewnüsse, Haselnüsse, Mandeln)
Flohsamen
Leinsamen

Übersicht
(1) Vorsicht mit Ballaststoffen
(2) Achtung bei Hülsenfrüchten
(3) Hülsenfrüchte lange kochen
(4) Vorsicht mit Vollkornprodukten
(5) Nicht zu viel Kohl
(6) Vorsicht bei Zwiebeln
(7) Achtung bei Artischocken
(8) Vorsicht bei Lauch
(9) Vorsicht bei Schwarzwurzeln
(10) Vorsicht mit Sellerie
(11) Achtung bei Sauerkraut
(12) Nicht zu viel Spargel
(13) Nicht zu viele Nüsse
(14) Nicht zu oft Rosinen
(15) Vorsicht bei Dörrobst
(16) Achtung bei Bananen
(17) Vorsicht bei Müsli
(18) Vorsicht bei (Vollkorn)Brot
(19) Wenig Süßspeisen
(20) Nicht zu fettig essen
(21) Kein unreifes Obst
(22) Vorsicht bei Wassermelonen
(23) Vorsicht bei eiskalten Speisen
(24) Keine Süßstoffe oder Zucker-Ersatzmittel
(25) Keine Fertig-Nahrungsmittel
(26) Langsam essen
(27) Gründlich und oft kauen
(28) Beim Essen wenig sprechen
(29) 5 kleine anstatt 3 große Mahlzeiten pro Tag

(30) Ausreichend trinken
(31) Keine Getränke mit Kohlensäure
(32) Wenig Kaffee
(33) Wenig Alkohol
(34) Viel Bewegung
(35) Verdauungsspaziergang
(36) Wärmeflasche
(37) Bauchmassagen
(38) Nicht rauchen
(39) Stress vermeiden
(40) Nebenwirkungen von Medikamenten beachten
(41) Vorsicht mit Abführmitteln
(42) Carminativa (Anis, Kümmel, Majoran und Koriander) zum Würzen verwenden
(43) Pfefferminz und Gelbwurzel, Fenche, Salbei und Kamille
(44) Entschäumende Mittel einnehmen

Medizinische Referenzliteratur

Innere Medizin 2017, Gerd Herold, 1. Oktober 2016

Basislehrbuch Innere Medizin, Herbert Renz-Polster und Steffen Krautzig, 28. September 2012

Siegenthalers Differenzialdiagnose: Innere Krankheiten – vom Symptom zur Diagnose, Edouard Battegay, 7. November 2012

Klinische Pathophysiologie, Walter Siegenthaler und Hubert Erich Blum, 19. April 2006

Physiologie des Menschen: Mit Pathophysiologie, Robert F. Schmidt und Florian Lang, 30. Januar 2017

Pharmakologie und Toxikologie 2011, Thomas Karow und Ruth Lang-Roth, 13. April 2012

Pharmakologie und Toxikologie: Arzneimittelwirkungen verstehen – Medikamente gezielt einsetzen, Heinz Lüllmann und Klaus Mohr, 11. Mai 2016

Zeitschrift für Gastroenterologie, Ausgabe 1, Januar 2017, Seite 1 – 106, 55. Jahrgang

Über den Autor

Dr. med. *Thomas Tannenberger*, geboren 1983, ist Facharzt für Arbeits- und Betriebsmedizin.

Nach dem Studium der Humanmedizin in Deutschland, Spanien (Universidad de La Laguna), Australien (University of Sydney) und Kanada (McGill University of Montreal) arbeitete er zunächst 5 Jahre im Bereich der Inneren Medizin, Schwerpunkt Kardiologie, Angiologie, Pulmologie und Intensivmedizin in einem deutschen Universitätsklinikum. Anschließend wechselte er zu einem übertrieblichen Arbeitsmedizinischen Dienst, um nach zwei Jahren Ausbildung als Betriebsarzt im Bereich Prävention und Gesundheitsvorsorge die Facharztprüfung zum Facharzt für Arbeitsmedizin abzulegen.

Thomas Tannenberger ist Träger eines Erasmus-Stipendiums sowie eines Promotionsstipendiums und eines Stipendiums für Nachwuchswissenschaftler in der Grundlagenforschung. Seine Dissertationsarbeit im Bereich der molekularen Kardiologie wurde mit „Summa cum laude" und im Rahmen des jährlichen Promotionspreises seiner Heimatuniversität als eine der besten Doktorarbeiten seines Jahrganges ausgezeichnet.

Thomas Tannenberger ist Autor zahlreicher wissenschaftlicher Publikationen aus dem Bereich der Kardiologie und medizinischer Sachbücher zum Thema Volkskrankheiten, Risikofaktoren, Gesundheitsvorsorge und Prävention.

Danksagung

Kein Autor kommt ohne gute Lektoren und Mentoren aus. Das gilt für wissenschaftliche Publikationen ebenso wie für Romane oder medizinische Sachbücher und Patientenratgeber. Besonders bei Sachbüchern, die vorzugsweise auf Fakten basieren, gilt, dass ihre Qualität umso mehr davon profitiert, je mehr Fachleute bei ihrer Entstehung mitwirken.

Ich kann mich daher glücklich schätzen, dass ich beim Schreiben dieses Buches von meinen Eltern einiges an Unterstützung erfahren durfte. Ohne ihre inhaltlichen und formalen Ratschläge und kritischen Korrekturvorschläge wäre das Ergebnis ganz gewiss ein anderes! Ihr Erfahrungsschatz bei der Diagnostik und Therapie vieler Erkrankungen und ihr umfangreiches medizinisches Fachwissen finden sich in den meisten Zeilen wieder.

Für all ihre Hilfe, Unterstützung und Motivation beim Schreiben bedanke ich mich daher ganz besonders – wie natürlich auch für alles andere.

Lektoren

Wilhelm Tannenberger ist Facharzt für Innere Medizin mit Zusatzqualifikationen in Gastroenterologie und Notfallmedizin. Nach dem Studium der Humanmedizin in Hamburg und der Ausbildung zum Facharzt für Innere Medizin war er zunächst 12 Jahre lang als Oberarzt für Allgemeine Innere Medizin im Krankenhaus tätig. Aktuell arbeitet er in einer Gemeinschaftspraxis als niedergelassener Gastroenterologe im Bereich der Erkrankungen des Magen-Darm-Traktes.

Dr. med. *Susanne Tannenberger* ist Fachärztin für Anästhesiologie mit Zusatzqualifikationen in Notfallmedizin und Intensivmedizin. Nach dem Studium der Humanmedizin in Göttingen und Hamburg begann sie ihre klinische Ausbildung zunächst in einer Praxis für Mund-, Kiefer- und Gesichts-Chirugie, anschließend absolvierte sie den Rest ihrer Facharztausbildung im Krankenhaus. Sie arbeitet seit 7 Jahren als Oberärztin im Bereich Anästhesiologie und Schmerztherapie sowie interdisziplinärer Notfall- und Intensivmedizin.

www.ingramcontent.com/pod-product-compliance
Lightning Source LLC
Chambersburg PA
CBHW030047230526
45471CB00003B/980